BEI GRIN MACHT SICH IHR WISSEN BEZAHLT

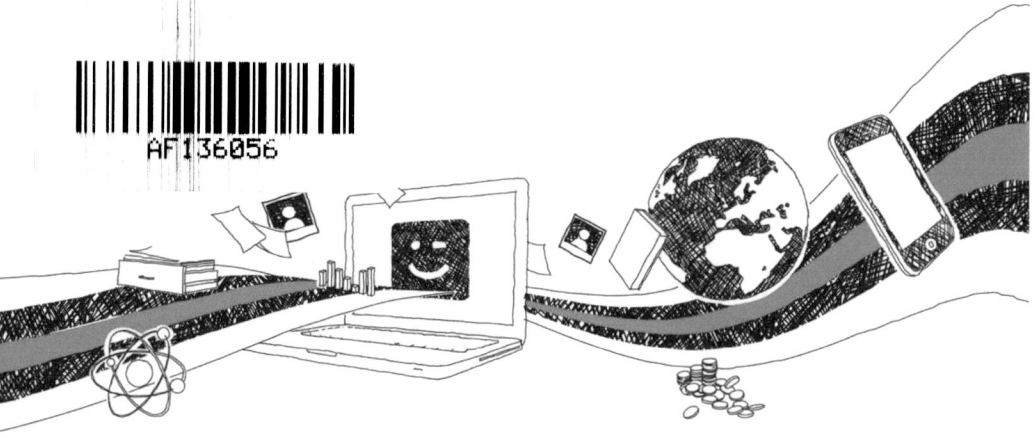

- Wir veröffentlichen Ihre Hausarbeit, Bachelor- und Masterarbeit

- Ihr eigenes eBook und Buch - weltweit in allen wichtigen Shops

- Verdienen Sie an jedem Verkauf

Jetzt bei www.GRIN.com hochladen
und kostenlos publizieren

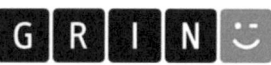

Erfüllung des Kinderwunsches durch Leihmutterschaft. Eine kritisch ethische Auseinandersetzung

K. Klimm

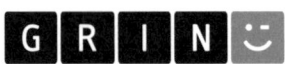

Bibliografische Information der Deutschen Nationalbibliothek:

Die Deutsche Nationalbibliothek verzeichnet diese Publikation in der Deutschen Nationalbibliografie; detaillierte bibliografische Daten sind im Internet über http://dnb.d-nb.de abrufbar.

ISBN: 9783346963185
Dieses Buch ist auch als E-Book erhältlich.

Druck und Bindung: Books on Demand GmbH, Norderstedt Germany
Gedruckt auf säurefreiem Papier aus verantwortungsvollen Quellen

Das vorliegende Werk wurde sorgfältig erarbeitet. Dennoch übernehmen Autoren und Verlag für die Richtigkeit von Angaben, Hinweisen, Links und Ratschlägen sowie eventuelle Druckfehler keine Haftung.

Das Buch bei GRIN: https://www.grin.com/document/1414382

Hamburger Fern-Hochschule

Studiengang Gesundheits- und Sozialmanagement (B.A.)
Studiengang Therapie- und Pflegewissenschaften (B.Sc.)

Studienzentrum: Kassel

Eine ethische Auseinandersetzung mit dem Thema Leihmutterschaft:

„Inwiefern ist es ethisch vertretbar Paaren den unerfüllten Kinderwunsch, durch die Methode der Leihmutterschaft zu erfüllen?"

Modul: Ethik (ETK)

Herbstsemester 2021

von

K. Klimm

29.01.2022

Inhaltsverzeichnis

Einleitung

Diese Hausarbeit befasst sich mit dem ethisch sehr umstrittenen Thema der Leihmutterschaft. Denn trotz dessen, dass die reproduktive Methode der Leihmutterschaft vor allem auch in Deutschland rechtlich verboten und ethisch sowie moralisch sehr umstritten ist, gehen viele Paare dem Reproduktionstourismus nach und lassen sich ihr Wunschkind von einer Leihmutter austragen.

Analysiert wird die Fragestellung, ob es ethisch vertretbar ist, Paaren den unerfüllten Kinderwunsch, durch die Methode der Leihmutterschaft zu erfüllen. Das erste Kapitel befasst sich mit allgemeinen Informationen zum Thema Leihmutterschaft. Es wird darauf eingegangen, dass eine Leihmutter eine Frau ist, die ein Kind für die Wunscheltern austrägt, dabei werden unterschiedliche Formen sowie Motivationen unterschieden. Des Weiteren wird auf das Verbot in Deutschland durch das Embryonenschutzgesetz aufmerksam gemacht und in den internationalen Vergleich mit der rechtlichen Lage anderer Länder gestellt.

Im zweiten Kapitel wird die Leihmutterschaft durch zwei ethische Themen Autonomie und Zwang analysiert. Es wird deutlich gemacht, dass in vielen Ländern diese Art der Reproduktion viele negative Aspekte im Zusammenhang mit diesen ethisch diskutierten Themen hervorbringt, die teilweise jedoch aus einem anderen Kontext heraus entkräftet werden können.

Im dritten und abschließenden Kapitel wird darauf eingegangen, welche Motivatoren die Eltern besitzen und was Indikationen für sie sind, diese reproduktive Methode auszuüben trotz der Tatsache, dass die reproduktive Methode der Leihmutterschaft wie vorangegangen deutlich gemacht wurde ethisch und moralisch sehr umstritten ist.

1 Die Leihmutterschaft

1.1 Definition

Eine Leihmutter erfüllt einem auftraggebenden Paar, dessen Kinderwunsch unerfüllt bleibt, durch das Austragen und gebären des Kindes deren Kinderwunsch. Dabei können 2 Formen der Leihmutterschaft differenziert werden.

1. Die vollumfängliche Leihmutterschaft („full oder gestational surrogacy"), dabei besteht bei Leihmutter und Kind keine genetische Verwandtschaft, da die Schwangerschaft durch einen Embryonentransfer erfolgt. Die Gameten entstammen dabei entweder von beiden auftraggebenden Elternteilen, einem oder keinem.
2. Teilweise Leihmutterschaft („partial" oder „genetic surrogacy"), hierbei besteht eine genetische Verwandtschaft zwischen Leihmutter und Kind, da die Schwangerschaft durch eine Insemination erzeugt wird (Tschudin & Griesinger 2012).

Zudem lässt sich die Motivation zur Leihmutterschaft in altruistisch und kommerziell unterscheiden. Besteht keine finanzielle Entschädigung, sind die am Reproduktionsprozess Beteiligten altruistisch motiviert. Hierbei liegt kein Vertrag, welcher bspw. die finanzielle Vergütung regelt vor. Diese Form der Leihmutterschaft tritt häufig bei bestehenden Verwandtschaftsverhältnissen in Erscheinung. Häufiger kommt es weltweit jedoch zur kommerziellen Leihmutterschaft, bei der es vertragliche Regelungen gibt. Dabei werden die meist miteinander fremden durch Agenturen vermittelt. Das Resultat des Verbots in Deutschland ist ein Tourismus der beinhaltet, dass heterosexuelle und auch homosexuelle Paare im Ausland eine Leihmutterschaft in Anspruch nehmen (Diedrich, Ludwig & Griesinger, 2020).

1.2 Die Rechtslage

In Deutschland ist die Leihmutterschaft verboten, dieses wird mit dem Embryonenschutzgesetz begründet, welches 1991 in Kraft getreten ist. Somit ist jede ärztliche Handlung, sowie auch die Vermittlung von Leihmüttern in Deutschland untersagt und wird mit Freiheit oder Geldstrafe bestraft. Verschont bleiben die Leihmutter und die entgegennehmende Mutter. Dieses Verbot beruht sich auf dem Adoptionsvermittlungsgesetz. In Deutschland besteht laut Gesetz die

Regelung, dass die Mutter eines Kindes die ist, die es geboren hat, somit die Leihmutter (Diedrich et al. 2020).

1.2.1 Die Rechtslage im Ausland

Die Rechtslage ist weltweit sehr unterschiedlich, sie reicht von einem strikten Verbot in China, keinem bis hin zu einer sehr liberalen Regelung wie beispielsweise in Russland. Durch die Liberalisierung in einigen Ländern eröffnen sich Möglichkeiten für Paare mit unerfülltem Kinderwunsch. Aufgrund dessen, dass die Möglichkeiten hinter den deutschen Grenzen sehr unterschiedlich sind, bieten sich viele medizinische Möglichkeiten an, die hier zu Lande nicht möglich sind. Bevorzugt werden hier zum Beispiel Indien und Russland, hier erfolgt eine kommerzialisierte Form der Leihmutterschaft. Doch sollten die Eltern der Kinder nicht verdrängen, dass sie sich dadurch nahezu automatisch mit ethischen und sozialen Faktoren auseinandersetzen müssen und somit auch gesetzlichen Konflikten ausgesetzt sind. Die Kliniken, die im Ausland reproduktions-medizinische Behandlungen anbieten machen Werbung mit internationaler Reichweite, hierbei ist jedoch die Seriosität der Agenturen und Kliniken schwer einschätzbar. Die American Society for Reproductive Medicine (ASRM) und die U. S. Food and Drug Administration haben einige Empfehlungen für Leihmutterschaftsbehandlungen herausgebracht. Es wird dazu geraten eine medizinische und soziale Anamnese bei den Leihmüttern, sowie den zukünftigen Eltern durchzuführen, auch ein Infektionsscreening ist ratsam. Abschließend sollte eine Aufklärung über wahrscheinliche medizinische und psychologische Risiken stattfinden. Abschließend ist jedoch die individuelle international unterschiedliche Gesetzeslage entscheidend. Die Wunscheltern sollten achtsam und aufgeklärt sein, da die auftraggebende Frau nach deutschem Recht nicht die Mutter des Kindes darstellt. Auch wenn eine ausländische Geburtsurkunde dieses vorgibt, muss diese nicht anerkannt werden (Abschn.2, §1591 BGB). Vater des Kindes ist, der die Vaterschaft des Kindes anerkannt hat (§1592 Nr. 2 BGB), der mit der Mutter des Kindes verheiratet ist (§1592, Nr.1 BGB), oder nach § 1600 d, BGB sowie sonstigen Vorschriften gerichtlich festgestellt wurde. Insgesamt kann daher eine Aus-, Einreise sowie Passbeantragung mit einem Kind, dass im Ausland geboren wurde sehr erschwert sein (Diedrich et al., 2020).

1 Die Leihmutterschaft

Leihmutterschaft erlaubt	Leihmutterschaft verboten	Keine Regelung
Belgien	Deutschland	Schweden
Griechenland	Österreich	Finnland
Großbritannien	Dänemark	Japan
Spanien	Norwegen	
Niederlande	Italien	
Australien	Schweiz	
Russland	China	
Israel		
Ukraine		
Indien		
Kanada		
USA (einige Bundesstaaten)		

Rechtslage zur Leihmutterschaft im Ausland anhand von Beispielen

(Diedrich et al., 2020).

Trotz dessen, dass die Leihmutterschaft in keiner Kultur eine große Akzeptanz erhält, gilt diese Therapiemöglichkeit bei der Erfüllung eines Kinderwunsches als effektiv, praktikabel und effizient. Da die kulturelle Zustimmung in den meisten Ländern nicht vorhanden ist, wird eine gesetzliche Grundlage geschaffen, die es möglich macht, diese Therapiemöglichkeit auszuüben. Zweifellos sind Situationen möglich, in denen Leihmutterschaft moralisch vertretbar wirkt, beispielsweise wenn eine Mutter oder Schwester bereit ist für ihre Tochter oder Schwester ein Kind auszutragen und ihr den unerfüllten Kinderwunsch zu erfüllen. Solch eine Situation stellt aber in der Regel eine Ausnahme dar, meist wird eine Leihmutter engagiert, die im besten Falle über eine vertrauenswürdig und seriös erscheinende Agentur angestellt ist und für ihre erbrachte Arbeit auch bezahlt wird. Doch jetzt lässt sich argumentieren, warum man sich überhaupt ethisch mit dem Thema Leihmutterschaft befassen sollte. Denn im günstigsten Fall arbeitet die Leihmutter für eine seriöse Agentur, erhält Geld für ihre Leistung, wird psychologisch getestet und ihre Eignung wird überprüft. Meist sind diese Frauen auch schon selber Mutter und sind somit wahrscheinlich von einem altruistischen Trieb geprägt. Doch begründen lässt sich die ethische Auseinandersetzung trotzdem, denn diese Darstellung stellt nur den Ideal Fall dar. Im schlimmsten Fall sind diese Frauen von großer finanzieller Not geplagt und kommen aus sozial schwachen Verhältnissen, die sie zur Leihmutterschaft bewegen. Somit findet in den meisten Fällen auch keine psychologische und soziale Vor- und Nachbetreuung statt. Betrachtet man dies von außen kommt das ganze überspitzt gesagt reproduktionsmedizinischer Prostitution nahe (Felberbaum, 2009). Aufgrund dessen wird die Leihmutterschaft im nächsten Abschnitt durch die ethischen Themen Autonomie und Zwang analysiert.

2.1 Autonomie

2.1.1 Autonomie der Leihmütter

Häufig steht zur Diskussion, dass die Leihmütter eingeschränkt in ihrer Autonomie werden. Diese These macht man an unterschiedlichen Faktoren fest. Zum Beispiel werden häufig Bedenken darüber geäußert, dass die Leihmutter nicht abschätzen kann, welche Folgen besonders psychisch gesehen bezogen auf die Abgabe des Kindes an die Eltern entstehen können. Dies bestätigt, dass die Frauen nicht autonom über ihre Fähigkeit sich zu reproduzieren entscheiden können, da sie gezwungen sind das Kind zu übergeben. Zudem droht der Leihmutter eine Pathologisierung ihrer Person, jedoch lassen sich keine klaren Belege finden, dass mit der Übergabe des Kindes psychisch krankhafte Veränderungen einhergehen. Vielmehr wird Kritik an der Autonomie der Frauen ausgeübt, da vor allem in Niedriglohnländern Frauen zum Beispiel im Rahmen der Leihmutterschaft zu einem Abort, Mehrlingsreduktionen, oder einer Sectio Caesarea gezwungen werden. Aufgrund dessen ist eine strenge Kontrolle von außen notwendig um eine solch Autonomie einschränkende Situation einer Frau nicht zumuten zu müssen (Beier, Brügge, Thorn, Wiesemann, 2020).

2.1.2 Autonomie der Wunscheltern

Für die meisten Menschen ist es elementar irgendwann mit dem Partner, mit dem man sich entscheidet, sein Leben zu verbringen, eigene Kinder zu haben. Sollte sich dieser Wunsch nicht verwirklichen, leiden die Beteiligten häufig sehr darunter. Hierbei ist der Beitrag eines reproduktiven Dritten häufig die einzige Lösung, wie etwa durch Leihmutterschaft. Es ist unbestritten das Personen autonom entscheiden können, wann sie sich fortpflanzen möchte, mit wem und wie viele Kinder sie haben möchte. Somit kann auch argumentiert werden, dass die Leihmutter ein eigenes autonomes Reproduktionsrecht besitzt. Es darf jedoch nicht außer Acht gelassen werden, dass reproduktive Autonomie ein Abwehrrecht gegen staatliche Eingriffe darstellt. Dieses ist aber kein individuelles Anspruchsrecht. Leihmutterschaft stellt in dieser Hinsicht ein Beispiel dafür dar, das reproduktive Autonomie in ihre Schranken gewiesen wird, sobald dritte mit eigenem Interesse involviert sind. Denn es geht nicht nur um die Interessen derjenigen, die den reproduktiven Beitrag möglich machen, sondern auch um die Interessen des daraus entstehenden Kindes. Aufgrund dieser Argumente ist hier eine Autonomie, die sich primär auf Wahlfreiheit wie man sich produziert fokussiert nicht ausreichend, sondern muss weiterläufig in Richtung Familienbeziehung gerichtet sein, sowie die Verantwortung für das Kind die daraus entsteht, anstatt sich nur auf das Austragen einer Schwangerschaft zu begrenzen (Beier et. al., 2020).

2.2 Zwang

Ein weiterer häufig kritisierter und somit ethisch diskutierter Punkt bei der Methode der Leihmutterschaft ist der Zwang, der die Frauen dazu nötigt, eine Leihmutter zu werden. Viele Frauen sind gezwungen aus finanzieller Not und somit aus sozial schwachen Verhältnissen heraus, die Tätigkeit der Leihmutter auszuüben. Zudem gibt es keine wirklichen Alternativen, die sich anbieten. Doch ist erwähnenswert, dass es einige Leihmütter gibt, die altruistisch geprägt sind und einem kinderlosen Paar helfen wollen, somit nicht zwingend auf das Geld angewiesen sind. Beispielsweise sind Leihmütter im Gegensatz zur Restbevölkerung sogar häufig finanziell bessergestellt, auch wenn die finanzielle Situation der Leihmütter trotzdem häufig angespannt ist. Befragungen indischer Leihmütter bestätigen jedoch, dass sie keine Wahlfreiheit besitzen und sich nicht autonom fühlen, denn sie begründen ihre Wahl Leihmutter zu werden damit, dass dies eine höhere Verpflichtung darstellt, dies kann auch als ein Eingriff in ihre Autonomie gewertet werden, aufgrund von Fremdbestimmung. Es gibt jedoch auch altruistisch geprägte Ausführungen der Leihmutterschaft, welche durch nähere Beziehungen entstanden sind und unentgeltlich ausgeführt werden. Doch besteht auch hier die Annahme, dass auch hier ein gewisser Druck auf die Frauen ausgeübt wird und sie somit zu dieser Tätigkeit gezwungen werden (Beier et al., 2020).

2.2.1 Ausbeutung und Instrumentalisierung

Weiterhin steht ethisch zur Kritik und Diskussion, dass häufig davon die Rede ist, dass Leihmütter ausgebeutet werden, dies findet vor allem im Hinblick auf die kommerzielle Leihmutterschaft statt. Die Ausbeutung soll vor allem in schlechter gestellten Entwicklungsländern stattfinden. Es wird dabei angenommen, dass die werdenden Eltern die Not der Frau ausnutzen, um ihren eigenen Nutzen daraus zu ziehen. Jedoch wird häufig argumentiert, dass es sich hierbei um eine Situation handle, bei der beide Seiten davon profitieren, da die Leihmütter für ihre Tätigkeit den werdenden Eltern ihr Kind auszutragen ein Einkommen erhalten, welches beispielsweise in Indien ein Vielfaches des Durchschnittseinkommens ausmacht. Jedoch wird kritisiert, dass die Bezahlung trotzdem zu gering ist und die Leihmütter nach Ausübung ihrer Leihmutterschaft nicht bessergestellt sind. Ein weiterer Kritik Punkt an der Leihmutterschaft in Bezug auf die Ausbeutung richtet sich an die Art und Weise der Nutzung von Leihmüttern, da sie ihren Körper für Geld anderen zur Verfügung stellen und ihre Arbeit somit auf die Funktion ihrer Gebärmutter reduziert wird. Infolgedessen entsteht die Behauptung, dass die Würde der Leihmutter verletzt wird und begründet eine Instrumentalisierung. Diese Kritik wird dadurch begründet, dass es sich bei Schwangerschaft und Geburt um Tätigkeiten handelt, die nicht durch eine finanzielle Geste bezahlbar sind. Definiert man die Leihmutterschaft als altruistisch geprägt, entlastet dies die Anschuldigung der Kommerzialisierung, jedoch nicht zwingend die Anschuldigung der Instrumentalisierung. Doch besteht auch die These, dass ein Verzicht auf Bezahlung einer würdeverletzenden Tat der Leihmutter gleichkommt. Insgesamt geht es nicht darum, was die werdenden Eltern den Leihmüttern schulden, sondern vielmehr was die Leihmütter in moralischer Hinsicht verdienen. Studien zeigen dabei, dass Leihmütter eine Reziprozität von den Wunscheltern verlangen, beispielsweise, indem der Kontakt nach der Geburt nicht abreißt (Beier et al., 2020).

2.2.2 Mögliche Instrumentalisierung der Kinder

Ein häufiger Vorbehalt gegen die Leihmutterschaft stellt die These dar, dass Kinder durch Leihmutterschaft instrumentalisiert werden und dadurch ein Einwand gegenüber den kommerziellen Praktiken entsteht. Kritisiert wird, dass die Bestellung von Kindern gegen Geld, diese objektifiziert und zu einer Ware herabwürdigt. Somit verletzt dies insgesamt die Würde, des dabei entstehenden Kindes. Diese Anschuldigungen lassen sich entkräften, indem argumentiert wird, dass die Leihmutter nicht für das Kind entlohnt wird, sondern für die Anstrengungen und Belastungen, die während Geburt und Schwangerschaft entstanden sind. Außerdem erhalten die Eltern eines von einer Leihmutter geborenen Kindes, das Kind nicht als ihr Eigentum, sondern übernehmen die elterliche Verantwortung für das Kind zu sorgen.

Andere Kritiker kritisieren jedoch, dass mit diesem Eingriff durch Leihmutterschaft in den natürlichen Geburtsvorgang eingegriffen wird. Somit wird dieser in einen ganz neuen Sinnzusammenhang gestellt, denn Kinder werden bei dieser Annahme nicht primär geboren, sondern produziert. Auch sollte nicht in Vergessenheit geraten, dass in den natürlichen Geburtsprozess auf vielseitige Art und Weise eingegriffen werden kann, (z.B. durch In – Vitro – Fertilisation = IVF) ohne dass dabei Zweifel aufkommen müssen, die sich auf das elterliche Verantwortungsbewusstsein beziehen und den Sinn des Kinderkriegens. Der These, dass es sich bei den Kindern um ein (Massen-) Produkt mit individueller Herstell- und Austauschbarkeit handelt, lässt sich entgegenwirken, indem trotz einer gewissen Planbarkeit beim Prozess der Leihmutterschaft eine gewisse Unvorhersehbarkeit bestehen bleibt und trotz der Anschuldigung, dass Kinder objektifiziert werden, ein von feststehenden Eltern gewünschtes Kind, wie bei jedem anderen Reproduktionsprozess auch. Aufgrund dessen gibt es keine Anhaltspunkte dafür, dass eine lebenslange Verantwortung durch Leihmutterschaft destruiert wird und somit die Kinder in ihrer Würde verletzt werden (Beier et al., 2020).

In diesem Kapitel soll abschließend deutlich gemacht werden, dass es trotz vieler ethischer Gründe und rechtlicher Hindernisse, die gegen das Verfahren einer Leihmutterschaft sprechen, viele kinderlose Paare sich trotzdem für diese reproduktiven Methode entscheiden. Für diese Menschen bestehen Indikationen und Motivatoren, welche die Gegenargumente entkräften. Für sie scheint die Leihmutterschaft eine Methode zu sein, die sie aus dieser ausweglosen Situation des unerfüllten Kinderwunsches herausbringt.

3.1 Indikationen

Gründe welche diese Paare zur Leihmutterschaft bewegen sind beispielsweise, wenn eine Frau keine Gebärmutter mehr hat oder krankheitsbedingt keine Kinder mehr austragen kann. Indikationen hierfür sind eine fehlende Gebärmutter (Mayer – Rokitansky – Küster – Hauser Syndrom) oder eine Hysterektomie, durch die Folge einer Krebserkrankung. Des Weiteren intra bzw. postpartale Verletzungen, sowie Störungen der Gebärmutterschleimhaut, welche es nicht ermöglichen, dass sich ein Keim einnistet (Asherman – Syndrom), häufige Fehlgeburten, wiederkehrende Implementationsmisserfolge (RIF), sowie hohe aufkommende medizinische Risiken einer Schwangerschaft, die durch eine Herzinsuffizienz oder einen Diabetes aufkommen können. Die Leihmutterschaft ist außerdem häufig ein Weg, der von homosexuellen Paaren genutzt wird, um ihren Kinderwunsch zu verwirklichen und ein Kind zu bekommen, welches mit einem der Wunschväter genetisch verwandt ist. Letzteres darf nicht außer Acht gelassen werden, dass der demografische Wandel und die gesellschaftliche Entwicklung zur Kinderlosigkeit beitragen, beispielsweise liegt das Alter von Akademiker Frauen, die ihren Kinderwunsch realisieren wollen bei Mitte 30 oder höher. Aufgrund dessen stellt für einige Paare die Leihmutterschaft, die einzige Chance dar, ein genetisch verwandtes Kind zu bekommen. (Bujard & Thorn, 2018).

3.2 Ausmaß des Reproduktionstourismus

Eine Untersuchung zum Reproduktionstourismus von einer Arbeitsgruppe der Cross Boarder Care der Europäischen Gesellschaft für Reproduktionsmedizin und Endokrinologie hat europäische Ausmaße versucht zu analysieren. Schätzungsweise begeben sich ca. 11.000 – 14.000 Menschen (Zahlen aus dem Jahr 2010) jährlich ins Ausland um sich ihren Kinderwunsch zu erfüllen. Dabei ist die Tendenz dazu, stets steigend. In Deutschland geht man von einem Anteil von 14% aus, das sind mehr als 2000 Paare. Die Suche dazu beginnt ganz klassisch und einfach wie Neumodern recherchiert wird im Internet. Bei der Suche stoßen die Wunscheltern auf sämtliche internationale Anzeigen, welche kommerziell geschaltet sind. Weshalb die Paare in Deutschland sich ethisch und moralisch, sowie rechtlich wiedersetzen und für sie der Kinderwunsch oberste Priorität besitzt, hat wie schon benannt vielseitige Gründe. Dementsprechend entscheiden sich 80% hierfür aufgrund der rechtlichen Lage in Deutschland, vorangegangener Misserfolge durch andere Verfahren und gesundheitlicher Einschränkungen (Buchholz, 2017).

Das erste Kapitel der Hausarbeit erläutert zunächst welches Hintergrundwissen vorhanden sein sollte, bevor sich tiefergründig ethisch mit dem Thema Leihmutterschaft auseinandergesetzt wird. Es wird zwischen der vollumfänglichen, bei der ein Embryonentransfer stattfindet und der teilweisen Leihmutterschaft unterschieden, bei der eine genetische Verwandtschaft zwischen der Leihmutter und dem Kind besteht. Daraufhin wird auf das Verbot von Leihmutterschaft in Deutschland, welches mit dem Embryonenschutzgesetz begründet wird, eingegangen. Gegenübergestellt wird die rechtliche Lage in Deutschland mit anderen Ländern, wie Russland wo eine sehr liberale Regelung der Fall ist, oder aber auch Länder, in denen keine Regelung vorhanden ist wie Schweden.

Im zweiten Kapitel wird die Leihmutterschaft durch zwei ethische Themen analysiert. Die reproduktive Autonomie der Leihmütter sollte genauer überwacht werden, sodass sicher gegangen werden kann, dass sie eine autonome Entscheidung treffen, indem sie einen reproduktiven Beitrag durch Leihmutterschaft leisten. Jedoch sollten Eltern auch autonom entscheiden können, wie sie sich mit dem Partner fortpflanzen, mit dem sie Kinder haben wollen, doch muss hier die Entscheidung für Leihmutterschaft näher in Richtung Zukunft gerichtet werden und nicht nur begrenzt werden auf die Dauer der Schwangerschaft. Insgesamt besteht meist die Annahme, dass alle Leihmütter unter einem gewissen Druck stehen, der durch Zwang entsteht und somit auch einen Eingriff in ihre Autonomie darstellt. Häufig besteht auch die Anschuldigung der Ausbeutung der Leihmütter durch die werdenden Eltern, doch kommt diese ethische Analyse zu dem Entschluss, dass es nicht nur darum geht, was die Eltern den Leihmüttern durch Geld schulden, sondern was sie in moralischer Hinsicht verdienen, wie etwa das der Kontakt nach der Geburt weiterhin gehalten wird. Der These, dass die Kinder durch Leihmutterschaft instrumentalisiert werden, kann entgegengebracht werden, dass durch viele Arten in den natürlichen Geburtsprozess eingegriffen werden kann und es sich bei Kindern, die von Leihmüttern ausgetragen werden, genauso um ein von den Eltern gewünschtes Kind handelt wie durch den natürlichen Reproduktionsprozess.

Insgesamt soll die Hausarbeit deutlich machen, dass es durchaus Indikationen und Motivatoren gibt, warum Wunscheltern im Ausland der Methode der Leihmutterschaft nachkommen, auch wenn vieles ethisch und moralisch kritisierbar ist. Diese Motivatoren und Indikationen können krankheits, rechtlich oder gesellschaftsbedingt sein. Letztendlich muss jedes Paar individuell seine eigene Entscheidung treffen, ob es für sie ethisch vertretbar erscheint oder nicht, sich durch die Methode der Leihmutterschaft zu reproduzieren.

Literaturverzeichnis

Beier, K., Brügge, C., Thorn, P., & Wiesemann, C. (Hrsg.). (2020). *Assistierte Reproduktionsmedizin mit Hilfe Dritter* (S.155-167). Berlin: Springer.

Buchholz, T. (2017). Was treibt unsere Patienten ins Ausland? Familienplanung mithilfe der Reproduktionsmedizin. *Der Gynäkologe, 50* (6), 403-408.

Bujard, M., & Thorn, P. (2018). Leihmutterschaft und Eizellspende: Schwierige Abwägung zwischen Fortpflanzungsfreiheit und Ausbeutungsgefahr. *Der Gynäkologe, 51* (8), 639 – 646.

Diedrich, K., Ludwig, M. & Griesinger, G. (Hrsg.). (2020). *Reproduktionsmedizin* (2. Auflage, S.297-301). Berlin: Springer.

Felberbaum, R.E. (2009). Medizinische und Ethische Aspekte der Leihmutterschaft. *Der Gynäkologe, 42* (8), 625-626.

Tschudin, S. & Griesinger, G. (2012). Leihmutterschaft. *Gynäkologische Endokrinologie, 10* (2), 135 -138.

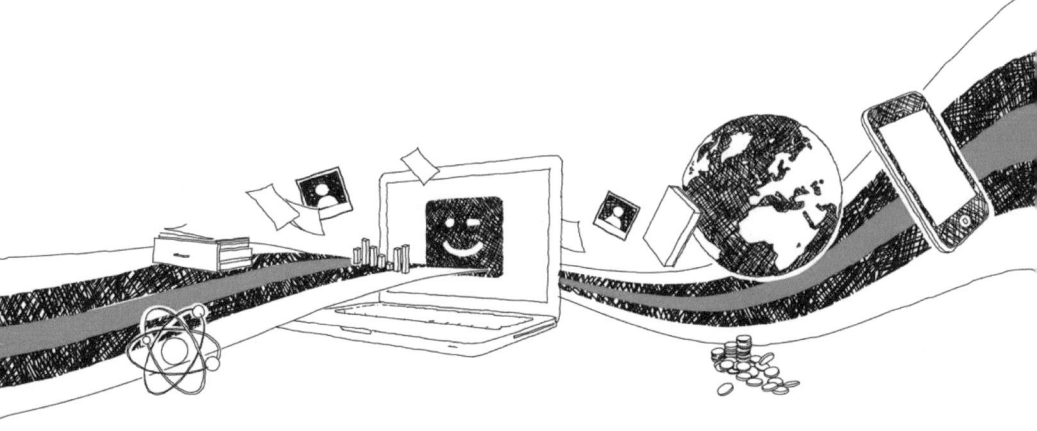
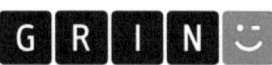